MW01245265

Cómo cultivar marihuana en exteriores

Una guía paso a paso para principiantes en el cultivo de marihuana de alta calidad en exteriores

por cualquier uso o abuso de cualquier política, proceso o instrucciones contenidas en el mismo, es responsabilidad única y absoluta del lector receptor. Bajo ninguna circunstancia se podrá responsabilizar legalmente o culpar al editor por cualquier reparación, daño o pérdida monetaria debido a la información aquí contenida, ya sea directa o indirectamente.

Los respectivos autores son dueños de todos los derechos de autor que no son propiedad de la editorial.

La información que aquí se ofrece tiene un carácter exclusivamente informativo y es de carácter universal. La presentación de la información se realiza sin contrato ni ningún tipo de garantía.

Las marcas comerciales que se utilizan no tienen ningún consentimiento, y la publicación de la marca comercial se realiza sin permiso ni respaldo del propietario de la marca comercial. Todas las marcas registradas y marcas dentro de este libro son sólo para propósitos aclaratorios y son propiedad de los dueños mismos, no afiliados con este documento.

Tabla de Contenidos

Introducción

Quiero agradecerle y felicitarlo por la compra del libro, *"Cómo cultivar marihuana en exteriores": Una guía paso a paso para principiantes en el cultivo de marihuana de alta calidad en exteriores"*.

Este libro contiene una guía paso a paso sobre cómo plantar marihuana en exteriores, tanto para uso recreativo como para negocios.

El cultivo de marihuana se ha convertido en uno de los pasatiempos más populares. Desde que la hierba se ha legalizado en la mayoría de los estados, muchas personas han considerado en un momento u otro plantar su propia hierba. Algunos consideran hacerlo para consumo personal. Otros están considerando el cultivo de esta planta regulada como un medio de generar ingresos suplementarios.

Independientemente de las razones de su interés en el cultivo de marihuana, este libro es para usted. Contiene instrucciones fáciles de seguir que le permitirán cultivar su propia planta de marihuana. También contiene los pasos para asegurarse de que usted obtenga hierba de alta calidad de sus propias plantas. Esto requiere una cuidadosa selección de las cepas que utilizará, así como prácticas de cultivo adecuadas.

Este libro se enfoca en cómo se puede plantar marihuana en exteriores, en vez de usar el popular sistema de plantación en interiores que prevalecía cuando la marihuana aún no era legal en la mayoría de los estados. Este método es más barato para empezar y es más sostenible para construir un negocio. Si está familiarizado con el mantenimiento de un jardín, también puede cultivar una maceta en su granja o en su patio trasero.

Comencemos a plantar su primer lote de hierba.

Gracias de nuevo por comprar este libro, espero que lo disfrute!

Capítulo 1 - Lo Básico Del Cultivo De Marihuana En Exteriores

La marihuana, también conocida como Cannabis, es fácil de cultivar en el exterior. En este capítulo, aprenderá los diferentes factores que afectan a su crecimiento para asegurar que usted cultive plantas de alta calidad.

Las necesidades de una planta de marihuana son:

- Luz solar

La calidad de la luz del sol es la mejor ventaja de plantar marihuana en exteriores. En las plantaciones en interiores, es necesario utilizar la luz artificial para facilitar la fotosíntesis. Esto puede ser extremadamente costoso. Al plantar la hierba en exteriores, su fuente de luz será natural y no aumentará su factura de electricidad.

Una planta de marihuana requiere por lo menos 5 horas de sol cada día. Mantener varias bombillas encendidas durante un largo día sin duda aumentará sus costos de manera significativa. Si su lugar recibe suficiente cantidad de luz solar cada día, debe considerar la posibilidad de plantar en etriores.

- Suficiente agua

Como queremos que los brotes y las hojas de la planta estén lo más sanos posible para la cosecha, se necesita suficiente agua para asegurar que el crecimiento de la planta sea sostenible. Un lugar con una fuente de agua natural es ideal. Será mucho más fácil para usted cultivar la hierba si su lugar de plantación está cerca de un cuerpo de agua dulce como un río, un arroyo o un lago.

Si no es así, tendrá que utilizar el agua de lluvia o el agua corriente de su casa. Esto no es lo ideal porque también puede añadir más costos a su operación de producción de marihuana.

- Nutrientes

A diferencia de los dos factores anteriores, usted tendrá un control total sobre los nutrientes que su planta necesita. Como todas las plantas, la planta de marihuana obtiene sus nutrientes del suelo. Luego utiliza estos nutrientes, junto con la energía de la luz solar, para producir carbohidratos. Una planta que carece de nutrientes no crecerá a su máximo potencial.

Puede complementar la cantidad de nutrientes en el suelo del medio de cultivo usando fertilizante. Discutiremos el uso de los nutrientes líquidos en capítulos posteriores.

- Medio de cultivo

Normalmente, el suelo es el medio de cultivo para todas las plantas. Sin embargo, en algunas áreas, la buena calidad del suelo puede ser difícil de conseguir. Debido a esto, muchos cultivadores han desarrollado su propio medio de cultivo a lo largo de los años.

El medio de cultivo debe ser capaz de retener suficiente agua para que las raíces la absorban. Si el medio no retiene el agua, como la tierra arenosa, la planta corre el riesgo de deshidratarse cuando el clima se vuelve demasiado caliente. Por otro lado, si el medio retiene demasiada agua durante largos períodos, el tejido de la raíz comenzará a suavizarse y a empaparse. La capa exterior que protege las raíces se verá comprometida y comenzará a pudrirse. Esto eventualmente matará a la planta.

Otros factores

Su objetivo al cultivar las plantas de marihuana es asegurarse de que el ambiente sea propicio para su crecimiento. Antes de crear una granja completa, debe asegurarse de que el área donde desea plantar tiene la humedad adecuada para la planta. También tendrá que asegurarse de que el viento no sea demasiado fuerte. Las ráfagas fuertes pueden romper hojas, ramas y troncos. Si se planta en una zona con mucho viento, el rendimiento del producto será bajo.

Las plagas son también uno de los factores más importantes que usted también debe considerar. Todos los insectos comedores de plantas son plagas potenciales. Las suaves hojas y tallos de la planta de marihuana invitan a estos insectos. Las flores también son susceptibles a los hongos y al moho si están húmedas la mayor parte del tiempo.

Estos son sólo algunos de los factores que debe considerar cuando siembre plantas de marihuana en el exterior. En este libro, discutiremos cómo puede asegurarse de cubrir estos factores para aumentar la producción de su granja de marihuana.

Capítulo 2 - Todo Sobre La Planta De Marihuana

La marihuana es un tipo de planta de cáñamo que se originó en las zonas montañosas de Nepal, China e India. Hay muchas especies de marihuana pero nos interesa la llamada *Cannabis sativa*. El valor de esta especie proviene de su alto contenido en cannabinoides. Este es el producto químico de la planta que sirve como ingrediente activo que le da sus propiedades mágicas.

Cuando los cannabinoides entran en el flujo sanguíneo, la magia de la marihuana hace efecto. Es una droga psicoactiva que crea una sensación de euforia cuando llega al cerebro. Los humanos han estado aprovechando este efecto durante miles de años. Se mencionó por primera vez en un texto chino sobre hierbas, fechado antes del 2800 a.C. Algunos de sus usos médicos son:

- Analgésico

- Anestesia

- Antidepresivo

- Antibiótico

- Sedante

En la cultura pop, la marihuana es más popular como droga recreativa. En pequeñas dosis, la planta puede disminuir la ansiedad, mejorar el estado de ánimo de una persona e iniciar una sensación de relajación. También se puede utilizar para aliviar el dolor, tanto real como psicológico. Aparte de estos efectos positivos, el uso de la hierba en pequeñas dosis puede inducir a un pensamiento profundo. Algunos artistas lo utilizan deliberadamente cuando trabajan para mejorar sus ideas creativas.

Los cannabinoides están presentes en varias partes de las plantas. Sin embargo, la mayor concentración se da en la flor de la planta. Junto a las flores, las hojas contienen la segunda concentración más alta del producto químico. Debido a que las flores no siempre están presentes, los usuarios de marihuana recreativa hacen uso de las abundantes hojas. En este libro, discutiremos cómo podemos cultivar la marihuana para cosechar sus brotes.

La planta de Cannabis sativa es una gran variedad para ser usada por consumidores de marihuana de uso recreativo. Su estructura alta le da más espacio para cultivar brotes y hojas. Las variedades más cortas de la planta pueden ser más fáciles de cosechar, pero un tallo más corto también significa que hay menos espacio para que crezcan los nodos. Los nodos que crecen del tronco vertical son donde crecerán las hojas y las flores.

Las variedades más cortas, como la *Cannabis indica,* también crecen más anchas en lugar de altas. Debido a esto, necesitará espaciar cada planta más ampliamente. El número de plantas que podrá colocar en su área de plantación será menor. Esto es una desventaja cuando se planta al aire libre porque requiere que usted tenga un área de plantación extremadamente amplia.

El único inconveniente de cultivar el Cannabis sativa es el tiempo que tarda en madurar. Debido a que crecen altas primero antes de la floración, las sativas tienden a tener períodos más largos entre la germinación y la cosecha.

Como especie, el Cannabis sativa también tiene menos clorofila que sus primos. Esta es también una de las razones por las que la planta tarda más tiempo en crecer. Sin embargo, valen la pena porque generalmente tienen un mayor contenido de cannabinoides en comparación con sus primos. Fumar un porro con cogollos puros de sativa llevará a una dosis más alta de la sustancia química que va al torrente sanguíneo, lo que conduce a efectos mejorados.

Los cultivadores en interiores suelen cultivar tanto variedades de Cannabis indica como de sativa. La cepa sativa tiene la mayor concentración de la sustancia química, mientras que la cepa índica es más rápida de crecer. Mezclan el producto de las dos cepas para crear un producto moderado y menos potente.

Esta estrategia sólo funcionará si sólo planea secar las hojas y flores que se van a fumar. Si planea usarlos como comestibles (productos de marihuana usados en la comida) la mezcla de sativa-índica puede no ser sabrosa. Para este propósito, los consumidorescrecreativos prefieren usar la variedad sativa que es generalmente más dulce.

Plantar marihuana en interiores vs. en exteriores

La mayoría de los cultivadores de marihuana comienzan su hobby o negocio a través de una granja de interiores. Esto se hizo principalmente por necesidad en las últimas décadas porque el cultivo de marihuana se consideraba un delito. Naturalmente, todos querían esconder su plantación en el interior.

Aunque estas personas han desarrollado muchos sistemas que aceleran la tasa de crecimiento de la marihuana en interiores, todavía no es un sistema perfecto, principalmente porque es costoso mantener un equipo de plantación en interiores. Plantar marihuana en interiores requiere que le dedique una de sus habitaciones. Esto requerirá que usted ajuste la ventilación de esa habitación para asegurar que el olor de la marihuana no se filtre a las otras habitaciones de la casa. Además, necesitará un sistema de drenaje especializado porque el olor a cannabis en las aguas residuales de la plantación seguramente atraerá a las plagas.

Además, la necesidad de electricidad para proporcionar luz artificial a las plantas también afectará al coste de producción. La planta de marihuana necesita por lo menos 5 horas de luz cada día durante 4 a 6 meses. Además, el número de horas al día con luz solar se correlaciona con el tamaño de los brotes y la salud general de la planta.

También es necesario que la ventilación esté encendida las 24 horas del día, los 7 días de la semana. Si no hay circulación de aire en la habitación, las plantas se pudren. Esto hará que las plantas sean susceptibles a la infección por hongos, así como a la formación de mohos en áreas con vegetación exuberante. Los brotes son especialmente susceptibles a los ataques de moho como se discutirá en futuros capítulos.

La plantación en exteriores disminuye significativamente el costo de producción de la marihuana. La plantación en exteriores permite a las plantas acceder a la luz natural y a una mejor ventilación. Si el suelo es de buena calidad en su área, usted ya no tendrá que preocuparse por un medio de crecimiento artificial como los sistemas hidropónicos.

Una plantación en interiores le costará hasta un par de cientos de dólares cada mes. Los gastos más grandes serán en los meses iniciales cuando necesite la mayoría de los materiales iniciales para las operaciones de la plantación.

La mayoría de estos materiales ya no se necesitarán al principio del ciclo de vida de la planta de cannabis cuando se plante en exteriores. Todo lo que necesita es un semillero y un lugar donde no sea perturbado.

Entonces puede comprar el resto de las cosas que necesita cuando surja la necesidad. No necesita comprar las macetas hasta que esté seguro del número de plantas que han brotado de las semillas.

Al plantar cannabis en el exterior, usted podrá plantar desde la germinación hasta la cosecha en menos de 50 dólares. La mayor parte del costo se destinará a la compra de las semillas y los nutrientes del suelo.

Sin embargo, plantar en exteriores implica algunos riesgos. Si sus vecinos saben que usted está plantando marihuana, pueden reportarlo a las autoridades. Aunque es legal en algunos estados, sigue siendo una sustancia regulada en todo el país. Para asegurarse de que no se va a meter en problemas por plantar y cultivar marihuana, asegúrese de obtener todos los permisos necesarios para cultivar marihuana medicinal en su área.

Capítulo 3 - El Ciclo De Vida De La Planta De Cannabis

Hay probablemente mil variedades de plantas de cannabis. Cada una es única en su composición de cannabinoides, su resistencia a las plagas y sus condiciones de cultivo preferidas.

Es importante conocer la singularidad de la planta de cannabis a la que se llega para asegurarse de que se puede ajustar el tratamiento de la planta en consecuencia. Para entender el crecimiento del cannabis en el exterior, primero debe aprender sobre su ciclo de vida.

El ciclo de vida del cannabis

Es cierto que el ciclo de vida de una planta de cannabis varía según su variedad y su especie. Sin embargo, los que se han adaptado a crecer en el hemisferio superior siguen todos el mismo patrón que les permite sobrevivir. Para simplificar el proceso, dividamos todo el ciclo de vida del cannabis en dos etapas, la de crecimiento y la de floración.

La etapa de crecimiento se refiere a la parte del crecimiento caracterizada por el rápido aumento del tamaño de la planta. Para la variedad sativa, este período de crecimiento es cuando la planta crece rápidamente. Este es también el período en el que la mayoría de las hojas de la planta comienzan a crecer. Esta etapa comienza con la etapa de germinación:

- Fase de germinación

La etapa de germinación se refiere al inicio del ciclo cuando la nueva planta brota de la semilla. Esto sucede durante la primavera, cuando la tierra comienza a ablandarse y el sol brilla para nutrir las plántulas recién brotadas. Para los cultivadores en interiores, la etapa de germinación puede comenzar en cualquier momento. Sin embargo, dado que nos centramos en el cultivo de cannabis en exteriores, seguiremos el ciclo de vida de la planta a medida que coincida con el clima. A finales de la primavera, la planta ya debe tener de 2 a 4 pies de altura cubierta por todas partes con sus hojas características.

- Etapa de crecimiento de verano

El verano es cuando el cannabis crecerá más rápido. Los largos períodos de luz solar darán al cannabis toda la luz que necesita para crear los nutrientes que necesita para su máximo crecimiento. Es en este momento cuando la planta alcanzará su máxima altura. La altura variará dependiendo de la variedad. Sin embargo, se sabe que la Cannabis sativa crece hasta dos metros y medio de altura.

- Fase de floración

La etapa de floración del cannabis es el comienzo de la segunda parte del ciclo de vida del cannabis. Esto generalmente comienza cuando los días comienzan a acortarse a finales de los meses de verano y principios de otoño.

Es en esta etapa, cuando usted verá por primera vez el sexo de las plantas. Sólo las flores femeninas mostrarán brotes. Si desea evitar que sus plantas se polinicen, puede separar las flores masculinas en este punto para no polinizar accidentalmente los brotes que desea cosechar.

En esta etapa, las plantas femeninas necesitan ser polinizadas para que sus flores sean fertilizadas. Sólo entonces pueden desarrollar semillas. Para los cultivadores, este es el mejor momento para cosechar las malas hierbas.

En esta etapa, los brotes del plan de cannabis comienzan a mostrarse y a desarrollarse en flores. Los brotes pueden empezar a aparecer temprano, cuatro meses después de la germinación. Una vez que los capullos empiecen a madurar, ya pueden empezar a cosecharlos y procesarlos para crear la hierba que todos conocemos y amamos.

- Muerte de la planta de cannabis al comienzo del invierno

Al plantar en exteriores, no podemos evitar la muerte de la planta de cannabis cuando llega el invierno. Por esta razón, es importante que al menos algunas de sus plantas sean polinizadas para que tenga más semillas para plantar en la primavera siguiente. Polinizar sus plantas también le da la oportunidad de mezclar y combinar diferentes variedades de cannabis para crear su propia variedad.

Algunos tipos de cannabis que fueron criados para crecer en países tropicales no mueren en el invierno. En cambio, siguen creciendo mientras haya suficiente sol y la temperatura no los congele. Sin embargo, estas cepas son difíciles de cultivar en los climas del hemisferio norte.

Capítulo 4 - Aprender Sobre Las Semillas De Cannabis

Además de los factores ya examinados en los capítulos anteriores, las semillas de su explotación de cannabis también determinarán la calidad de la planta que usted cree. Si quiere crear plantas de buena calidad, necesitará obtener sus semillas de las fuentes correctas.

Cuando se legalizó la marihuana, los cultivadores de mucho tiempo tuvieron una gran ventaja porque ya habían desarrollado variedades de la planta que tienen tasas de crecimiento rápidas y una mayor producción de flores y hojas.

El resto de los productores, sin embargo, se están poniendo al día lentamente. Con la expansión de la industria en la corriente principal, los tipos de semillas en el mercado también están aumentando. Si busca los cultivadores certificados en su zona, la mayoría de ellos sólo venden cannabis como producto seco y no como semillas. La mayoría de los cultivadores no quieren necesariamente que la gente cultive su producto por su cuenta.

La forma más fácil de encontrar buenas semillas es extrayéndolas de los productos que obtiene de su proveedor. Las flores que vienen con el envase a veces incluyen semillas de cannabis. Entonces puede usar estas semillas para su primera cosecha. Tendrá que confiar en el vendedor con respecto a la tensión que le están vendiendo. Al comprar, por ejemplo, podría decirle al vendedor que desea un producto puramente sativo que puede utilizar para cocinar. Especificando el tipo de producto que desea obtener, aumenta la posibilidad de extraer la cepa correcta.

Con la aceptación de la marihuana en la comunidad, hay más tiendas online que venden semillas y las venden para ser entregadas en cualquier parte del mundo. Antes de discutir cómo puede obtener estas semillas, hablemos primero del mecanismo de reproducción de la planta de cannabis.

El proceso reproductivo de la planta de cannabis

El cannabis es una planta única porque cada planta se puede identificar como masculina o femenina. Las semillas que se ven en las plantas de un brote de cannabis son el resultado del proceso reproductivo que involucra a una planta de cannabis macho y hembra.

Si quiere mantener las plantas para cosecharlas, lo que más debe hacer son variedades femeninas de la variedad Cannabis sativa porque son las que producen los sabrosos capullos de las flores.

Para maximizar los beneficios, debe mantener las flores de las plantas sativas femeninas sin fertilizar. Las plantas sativas sin fertilizar tienden a producir más cogollos y tienden a ser más altas, dándole más espacio para cultivar hojas y cogollos. También es importante que mantenga alejadas las plantas masculinas porque pueden causar la fertilización accidental de la planta femenina. Esto afectará a la cantidad de producción de brotes de las plantas en su granja.

Por otro lado, si quiere experimentar en la polinización cruzada de varias variedades de la planta, puedes conseguir todas las variedades de sativa e indica que pueda. Al incluir plantas masculinas en su jardín de marihuana, usted debe ver muchas de las plantas femeninas florecer y producir semillas. La producción disminuirá pero le proporcionará más semillas para cultivar.

Identificar las buenas semillas de marihuana

Cuando se compran las semillas, hay que asegurarse de que están maduras. Las semillas de los productos que se venden en el mercado suelen ser inmaduras porque los brotes se cosechan prematuramente. El procesamiento de las yemas también puede afectar a la calidad de las semillas. El proceso de secado, por ejemplo, podría exponer las semillas a temperaturas extremas que no podría soportar. La congelación también podría hacer lo mismo con las semillas.

Sin embargo, si encuentra semillas en una bolsa de hierba, coséchelas y podría intentar cultivarlas. Cuando las busque, intente buscar semillas marrones. Son redondos y tienen la apariencia de ser pulposos. Debe evitar perder su tiempo con las semillas verdes, así como con las semillas extremadamente pequeñas. Lo ideal es que tome las semillas redondas marrones grandes que puede encontrar en el lote.

Cuando se procesa una bolsa de hierba para usar las semillas, primero hay que separar los brotes de las semillas de las hojas secas. Concéntrese en los brotes que no se han roto. Si encuentra esto en la bolsa, podría revisar justo debajo de la yema. Las semillas de una variedad sativa tienden a encontrarse debajo de los capullos de las flores. Generalmente se encuentran cerca de los nodos que unen los brotes al tallo. Encontrar un solo capullo con semillas maduras será suficiente para obtener múltiples semillas para tratar de hacer crecer.

Compra de semillas

Sin embargo, la forma más segura de obtener variedades de buena calidad es encargándolas a un cultivador certificado. Aunque las semillas de buena calidad de las malas hierbas pueden costar más, ciertamente valen la pena. Al comprar de un cultivador certificado, usted construirá conexiones con un miembro de la comunidad que puede mostrarle las cuerdas del cultivo de hierba legalmente en su estado. Incluso pueden proporcionarle información valiosa sobre la variedad específica de las semillas que está a punto de comprar. Si puede encontrar una tienda o una persona a la que comprar, elija siempre esa ruta.

Compra de semillas de malas hierbas online

La segunda opción si no tiene semillas de marihuana vendidas en su área es comprar en tiendas online. Encontrará muchos vendedores de semillas de malas hierbas online. Sin embargo, como la marihuana sigue siendo una sustancia regulada, asegúrese de comprar las semillas a una organización o a una persona que pueda distribuirlas legalmente.

Procesamiento de las semillas para la plantación

Si encuentra semillas en el lote de productos de marihuana, puede separar las semillas de los capullos usando pequeñas tijeras para separarlos de la planta. Si las semillas son muy pocas, puede simplemente recogerlas individualmente para extraerlas del producto.

Al igual que con otras plantas, las semillas tienden a cubrirse de un tejido de pulpa cuando aún están inmaduras. Este tejido le da su color verde. Cuando la semilla madura, ya no tiene este tejido y se ve marrón incluso cuando todavía está adherida a la planta.

Capítulo 5 - Empezando Su Granja De Marihuana Al Aire Libre

Cultivar hierba con fines de lucro puede ser un negocio lucrativo si puede vencer a otras personas que también están interesadas en el negocio. Aunque la marihuana es legal en muchos lugares del país, sigue siendo una sustancia regulada. Esto significa que usted necesitará la certificación adecuada de su estado si quiere crear un negocio de crecimiento sostenible.

Acercarse a los grupos pro-marihuana es una de las mejores maneras de empezar cuando inicia su granja. Estas reuniones de grupo y clases gratuitas son para los recién llegados a fumar hierba. Su objetivo es aumentar la conciencia de los americanos habituales sobre los efectos del uso de la marihuana. Su causa humaniza a los consumidores de marihuana a los ojos de la persona normal.

Para su propia granja, su meta es aprender lo más posible sobre los aspectos legales del cultivo de la marihuana. La mayoría de los organizadores de estos grupos ya están plantando para su propio consumo e incluso para el negocio. Al participar en estos grupos, usted podrá inscribirse para cultivar marihuana legalmente en su comunidad.

Paso 1: Encontrar un lugar para su hierba

Encontrar una ubicación para sus plantas es probablemente la segunda decisión más importante que tiene que tomar, después de elegir la variedad de semillas adecuada.

Cuando se encuentra el lugar correcto, se debe buscar un lugar que reciba mucho sol. Al igual que con el inicio de cualquier tipo de jardín, esta es la máxima prioridad. Cuando encuentra un lugar como este, es hora de planificar los otros aspectos que lo convierten en un lugar seguro para plantar hierba. El segundo factor más crucial después de la luz solar es el agua. Querrá un suministro abundante pero que se drene fácilmente. Los lugares que se inundan fácilmente no funcionarán porque el daño del agua destruirá los sistemas de raíces de sus cultivos.

A continuación, busque en las plantas que ya están en la propiedad. La presencia de otras plantas afectará el crecimiento de los cultivos de marihuana. También es necesario preguntar si la gente de la zona también está plantando variedades masculinas de marihuana. Si muchas personas en su área ya están plantando marihuana y tienen la variedad masculina, su variedad femenina puede fertilizarse accidentalmente y su lote completo se arruinará. Saber estas cosas por adelantado le ahorrará mucho tiempo y dinero en el futuro.

Paso 2: Germinar las semillas

Las primeras etapas del crecimiento de la maleza son probablemente las más cruciales. Cualquier perturbación en esta etapa resultará en efectos negativos en las características físicas y la capacidad de producción de la planta. Para asegurarse de que todas sus semillas crezcan en las condiciones óptimas, debería cultivarlas en un invernadero separado.

El cultivo de las semillas de la planta de marihuana es igual que el de otras plantas. Necesitará un amplio suministro de tierra y un contenedor que le permita transferir el sistema de raíces fácilmente más adelante. Plantar cada semilla separada de las demás. La profundidad del agujero debe ser aproximadamente del tamaño de su pulgar. Ponga la semilla en el agujero y riegue por primera vez. Las semillas permanecen en estado de latencia hasta que ciertos factores están presentes en su entorno. Estos factores incluyen el agua y los nutrientes necesarios para el crecimiento. Las semillas de marihuana siguen el mismo principio, una vez que la riegas por primera vez, comenzará a germinar.

En este proceso, es importante asegurar que la semilla reciba suficiente agua. En esta etapa es necesario regar al menos una vez al día, dependiendo del calor que haga. La calidad del suelo no es todavía crucial en este momento. Si no tiene tierra de buena calidad en su área, las que están disponibles comercialmente en las tiendas de jardinería serán suficientes.

Importante: Asegúrese de colocar los semilleros en su lugar apropiado en el jardín antes de regarlos por primera vez. Lo ideal es que las semillas de los semilleros no se muevan después de haber sido regadas por primera vez. La tierra suelta en el semillero puede moverse, dañando las raíces y hojas jóvenes que salen primero de la planta de marihuana.

El primer signo de que la germinación es exitosa es la aparición de las dos primeras hojas de la semilla. Independientemente de la forma en que coloques las semillas en el agujero, estas dos jóvenes hojas elegirán saltar hacia arriba o contra la atracción de la gravedad. El objetivo de estas dos hojas jóvenes es iniciar el proceso fotosintético lo antes posible, para el crecimiento de la planta. Debajo de la superficie, no se ve, pero el sistema de raíces también está tomando su forma. Mientras que la planta de marihuana puede parecer un pequeño arbusto en la superficie, su sistema de raíces tiene en realidad un amplio alcance. Su semillero debe ser capaz de albergar sus raíces durante un par de semanas, pero después de eso, necesita transferirlo a una maceta amplia.

Al plantar un puñado de semillas, debe recordar que algunas de ellas no crecerán. Es normal que un cierto porcentaje de semillas de un paquete de semillas no crezca. Debes registrar el número de semillas que obtuviste de cierta fuente y el porcentaje del total que crece. Al menos el 70% de las semillas de una buena fuente de semillas se convertirán en plantas.

También debe empezar a tomar notas de la variedad de la cannabis. La mayoría de los estados hoy en día requieren que los cultivadores de marihuana certificados registren todas las actividades de producción en la granja. Además de cumplir con los requisitos del estado, también podrá recopilar datos sobre el valor de las plantas a su cuidado. Tome nota de la potencia de la planta, su tasa de crecimiento y su rendimiento en términos de la cantidad de brotes de cannabis que obtuvo de cada planta (por peso).

Paso 3: Transferir su hierba al contenedor correcto

Plantar en el suelo puede parecer la elección lógica para la mayoría de los jardineros. Sin embargo, como es la primera vez, es más prudente empezar a plantar en macetas por ahora. Las personas que plantan macetas al aire libre por primera vez suelen subestimar las fuerzas externas que pueden trabajar en contra de sus rendimientos de producción. Una infestación de plagas, por ejemplo, hará que un lote entero de árboles sea inútil. Por otro lado, un año excepcionalmente lluvioso puede hacer en que los brotes crezca el moho. La mejor manera de reaccionar a este tipo de peligros para sus plantas es reubicándose. Si un área de su propiedad no funciona, usted podría simplemente transferirlas a otro lugar. Esta estrategia sólo funcionará si las plantas están en maceta. Si ninguna área de su propiedad parece estar funcionando, también puede convertir su granja al aire libre en una de interior. Puede planear hacer otra de interior en la próxima primavera.

Plantar en el suelo también significa que su cultivo tendrá que detenerse cuando llegue el invierno. Las plantas en maceta, por otro lado, pueden ser transferidas a un invernadero cuando el clima se vuelve demasiado frío. Esto le permitirá seguir cultivando sus plantas y produciendo hierba durante todo el año.

El tamaño del contenedor es de suma importancia cuando se transfiere su maceta desde los semilleros a sus contenedores de larga duración. Una maceta grande que puede contener 2 galones y medio de cultivo es suficiente para mantener la planta en funcionamiento durante dos años.

Lo ideal sería que la maceta fuera su recipiente final. Una vez que haya transferido la planta a su contenedor final, debe dejarla estar para asegurarse de que las raíces se asienten y la planta no experimente más estrés. Cuando la planta ya no está estresada, puede concentrar toda su energía en expandir su sistema de raíces y crecer.

Plantar directamente al suelo es una buena opción si ya tienes muchas semillas y ya estás familiarizado con la variedad que quieres cultivar. Si se planta directamente en el suelo, la planta podrá desarrollar libremente sus raíces. Cuanto más amplio sea el alcance de las raíces, más nutrientes podrá absorber cada planta. Esto conducirá a plantas más grandes con mayores rendimientos.

Este método sólo es ventajoso si se dispone de un amplio lote de remolque y se tienen los recursos para una operación agrícola a gran escala. Si, por el contrario, tiene previsto plantar menos de 20 árboles, no es necesario que los plante directamente en el suelo.

Paso 4: Disponer las plantas en su jardín

El espaciamiento de las plantas también es importante para asegurar que las hojas y los brotes reciban suficiente aire. Si alguna parte de sus plantas no recibe suficiente aire, es muy probable que esa parte crezca con moho. Esto arruinará su calidad y también puede hacerlos invendibles.

El espaciamiento también asegura que todas las hojas de una planta de marihuana estén expuestas al sol al menos un punto del día. Las hojas están diseñadas para ajustar sus posiciones para alcanzar el sol. Sin embargo, si las hojas están cubiertas por otras hojas de otras plantas, esa hoja no recibirá suficiente luz solar. En algunos tipos de cepas, las hojas se vuelven amarillas y eventualmente se marchitan si no reciben suficiente luz solar.

El espaciamiento ideal para sus plantas dependerá de la variedad que esté plantando. La variedad Indica, por ejemplo, tiende a crecer de forma ancha, lo que significa que requieren más espacio. Poner de 7 a 8 pies entre las plantas debería ser suficiente para esta especie de marihuana. La variedad Sativa, por otro lado, crece alta. Se debe planificar más de esta variedad en un área de lote pequeño. Un espacio de tres a cinco pies entre sus plantas debería ser suficiente para asegurar que todas las hojas se vuelvan saludables.

Paso 5: Desarrollo de un sistema de agua

Se requiere un sistema de riego eficiente para una operación de cultivo de marihuana a gran escala. La mejor solución dependerá de la escala de su operación. Si sólo tiene un puñado de hierbas en maceta repartidas uniformemente en su jardín, tiene la opción de regarlas manualmente todos los días. Cada vez que usted riega sus plantas, también tiene la oportunidad de comprobar el crecimiento de sus plantas. Esto no se puede hacer con las granjas más grandes porque le tomaría horas a una persona regar manualmente cientos de plantas. Sin embargo, si planea plantar cientos de plantas, necesitará un sistema eficiente de riego.

El sistema de rociadores es uno de los métodos más populares disponibles hoy en día en el mercado. En este sistema, sólo es necesario conectar el cabezal del rociador a la cabeza de la manguera. El sistema de agua puede ser cronometrado para que riegue las plantas a la misma hora todos los días. Este sistema, sin embargo, funciona mejor si las plantas se plantan directamente en el suelo porque cualquier exceso de agua irá directamente al suelo.

Sin embargo, en un sistema de plantas en maceta, el agua del aspersor debe llegar primero a las plantas para que el exceso de agua fluya hacia el sistema de raíces. Debido a que la mayor parte del agua de este sistema termina en el suelo y no en las macetas donde se encuentran las raíces, este sistema no es muy eficiente.

El sistema de goteo es una versión modificada del sistema de riego y funciona mejor para las plantas en maceta tanto en su vivero como en su granja. En este sistema de riego, usted permite que una línea más delgada de agua anfitriona pase sobre la parte superior de las macetas. En cada maceta hay una abertura que permite que una pequeña cantidad de agua gotee directamente al medio de crecimiento de la planta. Con este sistema, la mayor parte del agua utilizada en el riego, entra en contacto con las raíces, lo que lo convierte en un sistema más eficiente.

Mantenimiento de su jardín

La marihuana es una planta bastante resistente. No morirá fácilmente, incluso en un entorno difícil. Sin embargo, a medida que el entorno de la planta empeora, su rendimiento y calidad de producción también se ven afectados. Las tareas de mantenimiento que usted realiza son principalmente para asegurar que las plantas de su granja produzcan una hierba de alta calidad, rica en cannabinoides y sabrosa.

Aquí están algunas de las cosas que usted necesita hacer para asegurar la calidad de sus malezas:

1. Eliminación de plantas no deseadas

Si en su maceta crecen malezas regulares, sus sistemas de raíces competirán con los del cannabis. Pueden atrofiar el crecimiento de sus cultivos.

La mayoría de las personas piensan que ya no necesitarán lidiar con las malezas siempre y cuando usen un medio de preparación en lugar de la tierra regular. Sin embargo, siempre que usted esté cultivando en exteriores, siempre existe la posibilidad de que se introduzcan nuevas semillas de malas hierbas en sus macetas.

Podrían ser añadidos accidentalmente por la gente que pasa. Las semillas de la hierba pueden adherirse a sus hojas y transferirse a la maceta. Los insectos y los pájaros también son vectores comunes de las semillas de las malas hierbas. Los animales que se alimentan de malas hierbas llevan sus semillas a todas partes. Se introducen en sus macetas a través de los excrementos de animales e insectos o por transferencia física.

Aunque aparecerán las malas hierbas, no serán tan numerosas como si se plantaran directamente en el suelo. Con el cannabis en maceta, no es necesario utilizar herbicidas químicos porque esto también tendrá un efecto en el bienestar del ecosistema de su jardín.

La mejor opción contra ellos sería recoger a mano las malas hierbas del suelo. Al hacerlo, asegúrese de quitar el sistema de raíces junto con el tallo. Mientras el sistema de raíces esté intacto, la hierba seguirá creciendo.

2. Comprobación de plagas

Aparte de las malas hierbas, lo siguiente que debe hacer es prestar atención a mantener sus cultivos libres de plagas. La variedad Sativa es una planta de olor dulce, lo que la hace atractiva tanto para los insectos como para los animales de su zona. Quieres evitar que estas criaturas se coman tus cultivos.

No hay forma de saber de antemano las plagas que afectarán a sus plantas de cannabis porque varían de una región a otra. Puede revisar sus plantas regularmente para asegurarse de que no tiene una infestación de plagas en sus manos.

Una de las ventajas de plantar en macetas es que podrá eliminar del resto de las plantas cualquier planta con infestación avanzada. Esto evitará que la misma plaga se extienda al resto de las existencias de cannabis.

Las plagas se encuentran en tres partes, el tallo, las hojas y los brotes. La mayoría de los cultivadores principiantes cometen el error de ignorar las plagas del tronco porque sólo se preocupan por las hojas y los brotes. Sin embargo, no deberías tomar este enfoque, porque cualquier ataque al tronco también tendrá un efecto a largo plazo en la capacidad de la planta para producir hojas y brotes sanos. Discutiremos la eliminación de plagas en detalle en capítulos futuros.

3. Tener un plan de contingencia si el clima no coopera

También es importante que usted sepa lo que hará cuando el clima se torne agrio. Incluso si usted vive cerca del ecuador donde hay una luz solar óptima para la planta de cannabis, usted todavía tendrá el peligro de los huracanes y eventos naturales similares que pueden dañar sus cultivos. Debido a esto, usted necesita tener un plan B en caso de que el mal tiempo amenace con dañar sus cultivos.

Lo ideal es que tenga preparada una zona de plantación de interiores. Puede construir uno con las ganancias que obtiene con sus cultivos. Las probabilidades de que usted necesite usar sus herramientas de plantación de interiores son bajas. Sin embargo, es mejor tener uno y no necesitarlo que necesitarlo y no tenerlo.

La instalación de plantación de interiores debe incluir un sistema de agua, suficientes bombillas ultravioletas en la parte superior y un sistema de ventilación para permitir la entrada de aire fresco del exterior. El sistema de ventilación es crucial para asegurar que las bombillas no se sobrecalienten.

4. Encuentre el número óptimo de plantas que puede gestionar

Cuantas más plantas tenga, más trabajo requerirá el manejo de su jardín. Incluso si tiene espacio ilimitado para usar para plantar, no podrá plantar libremente tantos árboles como desee debido a las limitaciones en el número de horas que puede dedicar cada día al mantenimiento de su jardín.

Para asegurarse de que no sepierda su esfuerzo y su tiempo, intente identificar el número óptimo de plantas que puede cuidar. Tendrá que revisar los árboles todos los días para detectar plagas y enfermedades. Esta tarea por sí sola requerirá por lo menos 40 minutos de su tiempo cada día si tiene 20 árboles en su patio trasero.

En una granja normal al aire libre, una persona podrá cuidar de 20-40 árboles de marihuana. Esto requerirá por lo menos una hora de trabajo cada día para mantener el jardín. Si quiere producir más plantas, necesitará añadir más tiempo de jardinería cada día.

Capítulo 6 - Elección Del Medio De Cultivo

El medio de cultivo se refiere al tipo de tierra o sustituto de la tierra que usará en la maceta de su planta de marihuana. Si todos los demás factores son iguales, la mayoría de los cultivadores de una zona competirían para aumentar el rendimiento de sus cultivos modificando el medio de crecimiento de sus plantas.

Si está considerando cultivar su maceta en exteriores, es probable que tenga una fuente de tierra de jardín de buena calidad. La tierra del jardín es probablemente la mejor opción para usted ya que puede ser libre y no requiere mucho o preparación. Si puede obtenerlo gratis, sin duda debe elegir la tierra del jardín en su área.

Uso del suelo del jardín

Ya que está empezando, es ideal que empiece con la tierra del jardín. La tierra del jardín es el medio natural para plantar y es más probable que experimente éxito en sus primeros intentos con este medio de cultivo.

Es mejor recoger la tierra del jardín justo al comienzo de la primavera cuando la nieve se ha derretido y el suelo está todo blando. En este punto, deberías empezar a ver que todas las plantas de primavera empiezan a brotar de la tierra.

Al recoger la tierra, usted quiere tomarla de la parte de su propiedad donde hay muchas hojas en descomposición. Si su área está cerca del bosque, también puede tomar la tierra de su jardín desde allí.

Tendrá que evaluar la calidad del suelo antes de recogerlo. El suelo arenoso no funciona para el cannabis porque no puede retener el agua. Usted sabrá que el suelo es demasiado arenoso si puede ver los sedimentos individuales de arena, guijarros y roca. Por el contrario, también desea evitar los suelos con un contenido extremadamente alto de arcilla. El suelo rico en arcilla contiene sedimentos extremadamente finos de tierra absorbente. Cuando se mezcla con agua, la arcilla se vuelve compacta, evitando que el agua se escape. Con un suelo arcilloso, hay muchas posibilidades de que las raíces de su planta de cannabis se pudran debido a una exposición prolongada a la humedad.

El mejor tipo de suelo es un cruce entre los tipos arenosos y arcillosos. También debe contener humus o materiales orgánicos descompuestos. Cuando limpia su jardín y desmenuza todas las hojas, parte de la basura de las hojas desmenuzadas se deja para que se descomponga en el suelo. Este y otros materiales orgánicos en su jardín como palos, ramitas y raíces muertas, se descomponen para convertirse en humus. El humus contiene una gran cantidad de materiales orgánicos que una planta en crecimiento necesita. Es una parte esencial de la mezcla del suelo del jardín porque los nutrientes de estas materias orgánicas se transfieren eventualmente al suelo a medida que sus componentes se descomponen. También es un agente importante para retener la cantidad justa de agua para que la planta la utilice.

Aditivos para el suelo del jardín

Además de la tierra del jardín, también tiene la oportunidad de encontrar un buen aditivo para la tierra que puede añadir al suelo para que sea absorbido por las raíces de su planta de cannabis. Junto con una buena calidad de tierra, los aditivos de tierra ayudarán a acelerar la tasa de crecimiento de su planta, así como a mejorar la potencia y el sabor de su planta.

Aquí están algunos de los posibles aditivos de tierra que puede añadir a su tierra de cannabis para macetas:

- Compost

El compost es el tipo de aditivo para suelos más fácil de encontrar. Se vende principalmente en granjas y en tiendas de jardinería. El compost se refiere a la materia orgánica de los procesos, diseñada para proporcionar nutrientes y minerales añadidos al suelo. Al agregar abono, el jardinero puede mejorar significativamente la calidad del suelo y agregar bacterias benéficas que pueden contribuir a mejorar el suelo de la maceta a largo plazo.

Al principio, es posible que tenga que comprar el abono para su primer lote de plantación. Sin embargo, a medida que usted mejora su proceso de jardinería, puede empezar a hacer la suya utilizando los desechos orgánicos de la casa. Para hacer esto, usted necesitará recolectar un poco de todos los desechos del estilo de vida orgánico dentro de la casa. Aquí están algunas de las cosas que puede incluir:

- Virutas de vegetales

- Residuos de papel

- Madera en descomposición

- Recortes de hierba

- Hojas en descomposición

Después de la recolección, necesitará cortar los materiales para aumentar la tasa de descomposición. Al cortar los materiales en muchos pedazos, se aumenta la superficie que las bacterias pueden atacar. Necesitará triturar las hojas y romper las ramas y la madera.

Para acelerar el ciclo de descomposición, necesitará un recipiente de composición donde pueda poner todo el material orgánico cortado que recoja. El recipiente de compostaje disponible en su tienda de jardinería local le servirá. Cuando compre uno, asegúrese de que el recipiente sea lo suficientemente grande para la cantidad estimada de abono que procesará de una sola vez. Debe contener agujeros que sirvan como puntos de entrada y salida de aire y como drenaje para el exceso de agua. También tendrá que voltear el contenido del contenedor de abono con regularidad para asegurarse de que esté expuesto al aire. El contenedor de abono debería permitirle hacer esto fácilmente.

Después de cuatro a seis meses de compostaje, ya debería ser capaz de utilizar el contenido del contenedor de compostaje para su próximo lote. Usted podría elegir usarlos para la próxima temporada de siembra.

- Material de drenaje

El material de drenaje se refiere a un material de capa que se añade a la tierra y que permite la salida del agua de la maceta. Sin una capa de drenaje adecuada, la parte arcillosa de la tierra de su jardín puede bloquear los agujeros de la maceta que sirven como drenaje.

El mejor tipo de material de drenaje para usted dependerá de los materiales con los que dispone. Si vive cerca de la playa, por ejemplo, puede elegir cubrir la parte inferior de tu maceta con arena. Esto asegurará que el agua siempre tendrá áreas de donde salir. Por otro lado, si vive cerca del rived, también puede usar una combinación de arena y guijarros. Los guijarros y las tejas de guisantes también son buenos materiales de drenaje porque permiten que las raíces de la planta de cannabis se afiancen y creen un anclaje. Esto no sucede con la arena porque los sedimentos son demasiado pequeños.

- Material de retención de agua

Si la calidad de su suelo es inferior, puede que necesite añadir más aditivos para la retención de agua. Si el suelo del jardín en su área es demasiado arenoso, por ejemplo, el suelo se secará demasiado rápido en los meses de verano. Lo ideal es añadir un material de retención de agua a la mezcla de tierra de la maceta para aumentar las propiedades de retención de agua de su tierra.

Para los países de América del Norte, la mejor opción sería utilizar musgo de turba. El musgo de la turba es abundante en las zonas pantanosas de Canadá y los Estados Unidos. Están disponibles comercialmente y funcionan bien como material de retención de agua y como material de compostaje cuando empiezan a descomponerse.

En las zonas del sur de los Estados Unidos, el musgo de la turba puede ser poco abundante porque en su mayoría proviene del norte. Si hay un bajo suministro de musgo de turba en su área, también puede utilizar la cáscara de arroz, que suele ser gratuita en las plantas de procesamiento de arroz o coco. Ambos materiales tienden a añadir un nivel de acidez al suelo. Como el cannabis prefiere un pH ligeramente ácido del suelo, no debería tener problemas para cultivarlo en estos materiales.

Para utilizar estos materiales, simplemente hay que mezclarlos con la tierra de su jardín. Actúan como materiales de relleno. Cuando se añaden de nuevo, actúan como medio de retención de agua.

A través de los meses, las bacterias del suelo interactuarán con los materiales y comenzarán a descomponerlos. Esto libera nutrientes al suelo que la planta puede absorber y utilizar para su propio crecimiento.

- Nutrientes líquidos

Puede acelerar el proceso de crecimiento y floración con la ayuda de nutrientes líquidos. Los nutrientes líquidos se refieren a los productos disponibles en el mercado que se pueden añadir al suelo y que actúan como fertilizante para su planta. A diferencia de la adición de abono, los nutrientes líquidos no necesitan tiempo para asentarse. Pueden ser absorbidos por la planta tan pronto como se añaden.

Dado que el cannabis se utiliza tanto por su valor medicinal como culinario, usted debe tener cuidado al elegir la marca de los productos de nutrientes líquidos que utiliza porque pueden afectar tanto a la potencia como al sabor de sus productos.

Aparte de los nombres de marca, los productos de nutrientes líquidos varían según la concentración de su contenido. Cuando se mira la botella de nutrientes líquidos, se quiere comprobar la concentración de tres productos químicos específicos: Nitrógeno (N), Fósforo (P) y Potasio (K). Junto con el agua, estos tres nutrientes son los factores más importantes que la planta absorbe del suelo.

La proporción NPK se muestra normalmente en caracteres grandes y gruesos en la botella del nutriente líquido. Normalmente se representan con tres números separados por dos guiones (-).

Ejemplo: 5-5-5

El primer número representa la cantidad de nitrógeno en la mezcla en relación con la concentración de los otros dos nutrientes. En nuestro ejemplo anterior, hay una cantidad igual de nitrógeno, fósforo y potasio en la mezcla.

Las necesidades de la planta de cannabis de estos tres nutrientes cambian a medida que avanza en su ciclo de vida. Para la mayoría de las cepas, las necesidades de nitrógeno son más altas mientras la planta aún está creciendo. En esta etapa, la planta de cannabis sólo necesitará una cantidad moderada de fósforo pero una gran cantidad de potasio. En los dos primeros meses de sus plantas, usted debe encontrar una marca con la siguiente concentración:

Alto en Nitrógeno - Fósforo medio a bajo - Alto en Potasio

Cuando encuentre uno, simplemente siga las instrucciones sobre cómo puede añadirlo a la tierra. Se pueden añadir simplemente mezclando la solución con agua y regando la tierra con ella. Deberá seguir las instrucciones sobre la frecuencia con la que debe aplicar la solución en el suelo para obtener efectos óptimos.

Usted sabrá cuando la planta entra en la etapa de floración cuando deja de desarrollar nuevas hojas y ramas. Cuando esto sucede, la planta pondrá la mayor parte de su energía y los recursos que absorbe en los brotes en desarrollo. En este punto, usted quiere cambiar el nutriente líquido que utiliza. A medida que la planta comienza a desarrollar brotes, sus necesidades de nitrógeno disminuyen. En este punto, usted quiere hacer la transición a una marca de nutrientes líquidos con alto contenido de fósforo. El plan aún necesitará mucho potasio. Debe buscar una marca con la siguiente concentración:

Bajo en Nitrógeno - Alto en Fósforo - Alto en Potasio

Encontrará estas marcas de nutrientes líquidos dirigidas principalmente a los cultivadores de flores. Esto aumentará el rendimiento de los brotes de sus plantas en la transición del crecimiento a las etapas de floración.

Usando un sistema hidropónico

Un sistema hidropónico de plantas en crecimiento se refiere al uso de cualquier medio de crecimiento que no sea el suelo. Algunas personas, por ejemplo, suspenden las plantas sobre el agua. Otros cultivadores utilizan materiales a los que las raíces se pueden aferrar como el coco. Se ha demostrado que el cannabis también crece en estos medios de cultivo.

Mientras que el cultivo en tierra es la mejor opción para empezar para los principiantes, es posible que eventualmente quieras empezar a experimentar con diferentes sistemas hidropónicos para mejorar los rendimientos de los cultivos en una temporada de siembra. A continuación se presentan algunas de las ventajas de utilizar este sistema:

- Si tiene éxito, el sistema hidropónico puede aumentar el rendimiento de brotes por planta

Debido a que puede ajustar la cantidad de nutrientes que entran en contacto con las raíces en este tipo de medio de crecimiento, podrá manipular el rendimiento de los brotes de la planta. Cualquier cambio en la concentración de nutrientes en el agua donde se suspenden las raíces tendrá efecto inmediato.

- El cannabis crece más rápido en este tipo de sistema

En el sistema hidropónico, la planta tiene acceso directo al agua donde se suspenden los nutrientes. Este libre acceso a los nutrientes permite a la planta absorber más nutrientes según sus necesidades. Las plantas normales hacen la mayor parte de la absorción cuando se riega el suelo. Una planta en un sistema hidropónico siempre tiene acceso a las aguas y a los nutrientes. Esto permite a la planta absorber sus necesidades siempre que requiera humedad y nutrientes. Esto conduce a un crecimiento más rápido de la planta. Algunos cultivadores incluso informan de productos más potentes utilizando este sistema.

- Podrá controlar la cantidad exacta de nutrientes líquidos que introduce en cada plan

El sistema hidropónico es también más eficiente que la plantación en tierra, en términos de la cantidad de nutrientes líquidos utilizados. Al plantar en el suelo, la mayoría de los nutrientes líquidos que utiliza en el suelo no son absorbidos por la planta. En cambio, es arrastrado por el futuro riego del suelo.

En un sistema hidropónico, los nutrientes están en el agua. Puede rociarlo directamente a las raíces o puede suspender las raíces en el agua con los nutrientes. De cualquier manera, usted tendrá el control total de la cantidad de nutrientes con los que las raíces entran en contacto.

- Ya no necesitará la tierra

Este sistema se utiliza mejor en áreas donde la buena tierra de jardín es escasa. Con este sistema, usted podrá cultivar muchas plantas con cantidades mínimas de tierra de jardín. Sólo necesitará la tierra del jardín en la etapa de germinación. Después de eso, ya no necesitará más tierra para el resto del ciclo de vida de sus plantas.

Desventajas de la plantación con el sistema hidropónico

- Las raíces expuestas pueden ser susceptibles a plagas y enfermedades

Probablemente, la mayor desventaja del sistema sin suelo son las raíces expuestas. El sistema de raíces expuestas le da a este sistema la mayoría de sus cualidades positivas. Sin embargo, también puede conducir a enfermedades en las que las raíces pueden quedar excesivamente expuestas al agua o al aire y comenzar a pudrirse. Cualquier daño en las raíces puede infectarse y el sistema radicular puede comenzar a pudrirse. Cuando esto sucede, su planta de cannabis puede no sobrevivir hasta sus etapas de floración.

- Sistema difícil de instalar, incluso para jardineros experimentados

Hay múltiples sitios web que le enseñarán las diferentes maneras de cómo puede comenzar un sistema de plantación hidropónica. Sin embargo, incluso con todas las instrucciones, es mucho más complicado que plantar directamente en el suelo. El sistema requiere que usted maneje las plantas jóvenes que acaban de salir de sus semillas para ser transferidas a su método de sistema hidropónico preferido. Si no se tiene cuidado en esta etapa, las partes cruciales de la planta pueden dañarse, matando a la planta antes de que pueda empezar a hacerla crecer.

Incluso los cultivadores que ya tienen experiencia en la plantación en tierra tendrán dificultades en la transición al nuevo sistema debido a la singularidad de cada proceso hidropónico. El proceso de aprendizaje puede costarle unas cuantas plantas en cada temporada de plantación. Si ha plantado estas plantas en el suelo, puede haber aumentado su rendimiento sin costes adicionales considerables.

- Cuesta más si ya tiene tierra de jardín disponible en su área

Esto nos lleva a la última desventaja de usar este sistema, puede costar mucho. Las personas que utilizan este sistema a menudo lo hacen en interiores cuando se prohibe el cultivo de maceta. Si puede obtener un permiso para plantar marihuana en su patio trasero, puede comenzar con costos mínimos plantando en la tierra.

A medida que la oferta de la maceta aumenta con el aumento de la oferta, menos personas podrán permitirse sistemas hidropónicos porque las ganancias por la venta de la maceta ya no justificarán el uso de un sistema caro. En su lugar, más gente comenzará a plantar utilizando la tierra del jardín y respetando el ciclo de vida estacional de la planta.

Debido a estas desventajas, le sugerimos encarecidamente que empiece a utilizar el suelo como medio de crecimiento. Puede elegir empezar a aprender un sistema hidropónico diferente cada temporada, cuando tenga más semillas de sobra o cuando haya agotado todo el espacio utilizable disponible en su área de plantación.

Capítulo 7 - Conozca Las Plagas De Jardín

Lidiar con las plagas es probablemente el aspecto más molesto de cultivar marihuana en el exterior. Debido a que planificamos su cannabis en exteriores, no podrá proteger sus plantas veinticuatro horas al día contra insectos y microorganismos que puedan dañar sus brotes.

Antes de discutir los diferentes tipos de soluciones para las plagas, hablemos primero de las diferentes plagas que pueden atacar sus plantas de cannabis:

1. Pulgones

Los pulgones son pequeños insectos que atacan todas las variedades de cannabis. Algunas variedades tienen alas mientras que otras no. Mientras que sus adultos se transfieren de una planta a otra, sus larvas permanecen en una planta en las muchas etapas de su ciclo de vida.

En pequeños números, son difíciles de detectar porque se esconden principalmente bajo las hojas. Sin embargo, en grandes cantidades, pueden afectar la salud de las hojas y algunas pueden incluso atacar los brotes. Si se dejan sin controlar, los áfidos también afectarán la calidad del producto de cada planta. Las hojas sanas se volverán amarillas y algunas pueden incluso marchitarse. Debido a que los áfidos chupan los jugos que salen de las hojas, también afectan la concentración de cannabinoides en las hojas cuando se cosechan.

Los pulgones también pueden moldear el crecimiento de sus plantas, especialmente en los brotes. Los pulgones excretan un líquido dulce que atrae a otros insectos como las hormigas. Sin embargo, cuando no se consumen, a menudo se dejan en las hojas para que se pudran. En el exterior, las plantas están expuestas a esporas de moho en el aire. Si hay una acumulación del líquido excretado en una parte de su planta, el moho oportunista como los mohos de hollín de color oscuro pueden formarse en sus plantas. Cuando este moho no se elimina, puede dañar un brote entero o incluso toda la planta.

Para verificar si hay pulgones, busque puntos blancos o de color lima debajo de cada hoja. Dado que el tipo más común de pulgon que ataca a las plantas de cannabis es el verde, puede ser difícil de detectar para los cultivadores principiantes. Sólo revise sus plantas todos los días para detectar todo tipo de plagas y con eso dcbcría bastar.

¿Cómo prevenir/eliminar los pulgones?

Al igual que con cualquier plaga de jardín, la mejor defensa contra los pulgones es la vigilancia. Usted debe hacer un seguimiento de todas sus plantas durante todo el año para asegurarse de que no tienen estas plagas bajo sus hojas o en los nodos del tronco.

Incluso si los encuentra, la mejor solución contra ellos es atacarlos mientras no hayan hecho ningún daño todavía. Al principio, se quedarán bajo una sola hoja y crearán una colonia. A medida que su número aumenta, algunas migrarán a otras hojas e incluso a sus otras plantas para formar más colonias.

La primera vez que vea ninfas de pulgones, debe actuar rápidamente. Las ninfas son versiones juveniles de los adultos. Mientras que los pulgones adultos pueden verse negros, rojos, verdes o amarillos, las ninfas son todas blancas. Cuando vea estas plagas, retire primero el cannabis en maceta del grupo para ver más de cerca las otras hojas.

También debe revisar las otras plantas que rodean a la infectada si también tienen una infestación. Si detecta la plaga cerca de la cosecha, es mejor cosechar los brotes y las hojas maduras para su procesamiento, a fin de evitar que sean infestados por pulgones.

En caso de que aún no esté lista para la cosecha, la mejor opción es cortar las hojas con los pulgones para evitar que se conviertan en adultos y creen más huevos. Si ya ve pulgones adultos cuando inspecciona sus plantas, es muy probable que ya tenga huevos esperando para eclosionar. En este caso, su mejor oportunidad de mantener la planta viva es manteniendo el número de plagas bajo ontrol. Si puede mantener el número de pulgones bajo, podrá mantener la salud de la planta en condiciones óptimas para producir brotes y producir más hojas.

En el caso de una infestación completa de pulgones, es posible que tenga que utilizar productos antiparasitarios para reducir significativamente su número.

2. Insectos escamas

Los insectos escamas o percebes son pequeños insectos con una armadura dura que es virtualmente impenetrable contra depredadores como arañas y hormigas. La armadura dura, generalmente redonda, protege al insecto blando del interior. Pueden arrastrarse de un punto a otro, para mejorar las posiciones de alimentación. Debido a esta ventaja defensiva, a menudo crecen en gran número. Al igual que los pulgones, los insectos escamosos succionan los jugos y nutrientes del tallo y de las hojas. Están bien camuflados, con sus escamas mezclándose con el color de la base a la que están adheridos.

También tienden a evitar la exposición al sol, prefiriendo quedarse en los rincones de la corteza de la planta. Esto hace que sean difíciles de detectar, sobre todo cuando son pocos.

Unos pocos insectos de escamas no afectarán tanto a la salud de la planta. Sin embargo, si se dejan sin manejar, pueden terminar debilitando sus plantas. Usted sabrá si los insectos de escamas en sus plantas están empezando a aumentar en número cuando empiecen a ser visibles. Estos insectos escamosos comienzan como pequeños puntos que apenas son visibles para el ojo inexperto. Sin embargo, al no ser perturbados, tienden a aumentar de diámetro, lo que los hace más visibles para los depredadores y jardineros.

Es posible prevenir la infestación de los insectos de escamas asegurándose de que todas las partes de sus plantas reciban una cantidad decente de luz solar diariamente. De esta manera, sólo tiene que comprobar las partes cercanas a la base de las plantas que tienen menos posibilidades de ser alcanzadas por el sol.

Puede eliminarlos manualmente con un palillo de dientes o una herramienta similar. Sin embargo, si tiene varias plantas infectadas por esta plaga, es mejor usar productos orgánicos de control de plagas.

3. Moho

El moho también es un problema común para los cultivadores de marihuana. Los mohos aparecen cuando una cierta parte de la planta permanece húmeda durante largos períodos. Cuando se planta en exteriores, esto suele ocurrir entre plantas que se encuentran en zonas de sombra.

Además de la humedad, los mohos también requieren que cierta parte de la planta carezca de circulación de aire. Esto puede ocurrir cuando una parte de la planta está frente a una pared o cualquier barrera que pueda impedir el flujo de aire. La exuberancia de la vegetación también contribuye al crecimiento del moho. Cuantas más hojas y brotes se agrupen en un espacio cerrado, mayores serán las posibilidades de que crezca el moho.

Una de las formas más comunes y devastadoras de infección de moho en las plantas de cannabis se llama pudrición del cogollo. Como su nombre lo indica, este tipo de moho se manifiesta en los brotes de la planta de cannabis.

Este tipo de infección comienza con los mohos que se forman en la base de las hojas justo debajo de los botones florales. Esta parte de la planta es especialmente susceptible al crecimiento de moho porque normalmente retiene mucha humedad.

Cuando la podredumbre del cogollo comienza a ser severa, las hojas justo debajo de los cogollos tienden a decolorarse rápidamente. Mientras que las hojas regulares tardan meses en ponerse amarillas y marchitarse, una hoja infectada por el moho puede pasar de verde a amarillo, durante la noche.

Cuando esto sucede, significa que los moldes han llegado al núcleo del tallo. A medida que la infección progresa, los mohos afectan a los brotes, haciendo que se vean podridos y negros. Los brotes, generalmente verdes, comenzarán a volverse negros. Las áreas dentro del bulbo formarán estructuras de plumas negras creadas por los moldes. Se verá húmedo y en casos extremos, el brote comenzará a desmoronarse.

4. Insectos comedores de hojas

La jardinería en el exterior también expone sus plantas a una variedad de insectos comedores de hojas. Los saltamontes e insectos similares aman las hojas de marihuana. Incluso una familia de sólo unos pocos saltamontes puede comer las hojas de una planta entera en cuestión de una semana. Seguirán comiendo la vegetación disponible en su jardín hasta que todos los comestibles hayan sido consumidos. Sólo entonces seguirán adelante.

La mayoría de la gente ignorará a uno o dos saltamontes. Esto es un gran error. Los saltamontes siguen un ciclo de vida circular. Si una pequeña cantidad de saltamontes este año se alimenta y cría con éxito, sus crías volverán de nuevo la primavera siguiente en mayor número porque han encontrado un área que puede proporcionarles la nutrición que necesitan. Debe deshacerse de ellos tan pronto como los vea.

Las orugas y otras larvas que se alimentan de hojas también pueden causar mucho daño a sus plantas. A diferencia de los saltamontes, estos animales no se mueven cuando el alimento ha sido consumido. En su lugar, comerán tanto como puedan para crecer y almacenar suficiente energía para su etapa de pupa, en la que se transforman de su etapa de larva a su etapa de adulto. Una mariposa normal, por ejemplo, podría poner de 10 a 20 huevos en una planta. Algunos de estos huevos no eclosionarán mientras que otros serán comidos por los depredadores. Los que sobrevivan, sin embargo, comenzarán a comer las hojas de sus plantas de marihuana.

Aunque los insectos que comen hojas también pueden ser beneficiosos para el medio ambiente, pueden acabar con todo su lote de malezas. Debe quitarlos lo antes posible. Para los insectos no voladores, como las orugas, puede simplemente recogerlos a mano de sus plantas de cannabis tan pronto como los vea. En el caso de los insectos voladores, es posible que tenga que proteger sus plantas utilizando barreras físicas así como soluciones químicas orgánicas.

5. Ácaros del óxido

Los ácaros del óxido son organismos extremadamente pequeños que crean un brillo en la superficie de las hojas de las plantas de cannabis. Los bordes de las hojas también tienden a enroscarse y se vuelven marrones.

La infección por ácaros del óxido es difícil de identificar porque son demasiado pequeños para ser vistos a simple vista. Sólo podrá identificar la infección a través de los signos y síntomas que se observan en las hojas.

Si se deja sin tratar, los ácaros de la roya pueden succionar todos los jugos nutricionales de la planta. Cuando esto sucede, la planta se debilita. Las plantas con una grave infección de ácaros del óxido no suelen ser lo suficientemente fuertes para producir brotes.

6. Mosquitos de hongos

El mosquito de los hongos es un tipo de mosca a la que le gusta poner sus huevos en la tierra de la planta de marihuana en maceta. A menudo lo verá en las plantas que se cultivan en interiores porque el suelo se seca más lentamente en este tipo de sistema de plantación. Sin embargo, también se puede encontrar en plantas cultivadas en jardines exteriores, especialmente con plantas cuya maceta está a la sombra de otras plantas. En este caso, la tierra de la maceta no se seca completamente entre los riegos, lo que favorece el crecimiento de las larvas de mosquito.

Usted sabrá si las raíces de la planta de cannabis están infectadas por las larvas del hongo mosquito si su suelo está siempre húmedo incluso después de una hora desde el último riego.

Estrategias contra las plagas

Hacer una barrera física alrededor de sus plantas

Si desea evitar que las plagas del exterior lleguen a sus plantas, debe considerar la posibilidad de colocar una barrera física a su alrededor que impida que los insectos adultos lleguen a sus plantas. Si se encuentra en el sur, donde el clima es cercano al de un país tropical, puede crear una estructura de red alrededor de su vivero y sus áreas de plantación. La red actuará como una barrera contra los insectos que impedirá que lleguen a sus plantas. Mientras que esto puede tomar algún tiempo para establecerse y pueden requerir que usted gaste más dinero que sólo la compra de insecticidas, esta estrategia le permitirá plantar cannabis orgánico.

En los lugares con climas fríos, la plantación de cannabis debe comenzar en la primavera. Si desea seguir plantando hasta el invierno, debe estar preparado con un invernadero o una habitación que se pueda convertir en uno. La mayoría de los insectos no podrán sobrevivir más allá de la caída. Mueren después de poner sus huevos o se trasladan a regiones más cálidas.

Una barrera física también es importante si no quiere que sus plantas de cannabis femeninas comiencen a fertilizarse. Si hay gente plantando la variedad masculina en su vecindario, los insectos pueden cruzar accidentalmente la polinización de las plantas, robándole su cosecha. La ventaja es que tiene la oportunidad de obtener más semillas para la próxima temporada de siembra.

Mantener el jardín limpio

Una de sus mejores defensas contra las plagas es un ambiente limpio. El moho y las esporas de hongos tienden a comenzar en las áreas húmedas y sucias del jardín donde hay suficiente humedad y no hay suficiente circulación y luz solar. Cuando se permite que el moho y los hongos se pudran en estos ambientes, sus esporas pueden salir volando y adherirse a las partes húmedas de sus plantas.

Para defender sus plantas de estas amenazas, haga un hábito de limpiar su jardín. Corte el césped para asegurarse de que no haya basura escondida debajo de la maleza y quite cualquier corte de césped u hojas caídas. Lo ideal sería que conservara todos los residuos orgánicos para el compostaje. Esto debe hacerse correctamente en una esquina de su patio trasero, en un recipiente de compostaje cerrado, lejos del resto de las plantas.

También asegúrese de que sus plantas tengan mucho espacio abierto, donde el viento pueda moverse libremente entre cada planta. Si a una cierta planta le crecen demasiadas hojas, retire algunas de ellas para evitar que la planta crezca con moho. El aire permite que todas las partes de la planta se sequen, incluso durante el tiempo de lluvia. El recorte de sus plantas limitará la aparición de mohos y pudriciones de la raíz.

Crear una plataforma para sus plantas

Si coloca sus plantas directamente en el suelo, esto facilitará que las plagas del suelo lleguen a sus plantas. Los caracoles, las babosas y los gusanos que perforan la raíz pueden arrastrarse por los puertos sin ningún problema.

Para evitar que estas plagas dañen sus cultivos, puede crear una plataforma para sus plantas, sólo para separar su base del suelo. Se pueden utilizar cajas simples para servir como plataformas. Si tiene los recursos, puede hacer que los carpinteros de su localidad le hagan contenedores de macetas especiales. Lo ideal sería que sólo utilizara los tipos de materiales que están disponibles para usar en su área. El objetivo es mantener la planta separada del suelo, para dificultar que los caracoles y las babosas suban por sus plantas.

Uso de papel autoadhesivo

El papel pegajoso es efectivo para tratar con insectos voladores como mosquitos y saltamontes. El uso de esto también puede funcionar contra los insectos beneficiosos. Lo ideal es que sólo utilice este método si hay un enjambre de plagas voladoras en su jardín.

Tratamiento de plantas infectadas

Ahora hemos discutido las medidas preventivas que usted puede tomar contra las plagas al plantar su cannabis al aire libre. En la siguiente sección, discutiremos lo que puede hacer si encuentra plagas en sus plantas de cannabis:

1. Crear un área de aislamiento

El primer paso después de encontrar un tipo específico de plaga es identificarlo y aislar la planta donde se ha encontrado. Algunos tipos de enfermedades como el moho y la podredumbre de la raíz son aisladas. No se propagarán a menos que se lleven a cabo condiciones idénticas en otras plantas.

Sin embargo, la mayoría de las plagas que encontrará se transfieren fácilmente de una planta a otra. Los pulgones, por ejemplo, son generalmente transportados por adultos alados desde otros jardines al suyo propio. También pueden transferirse a otras plantas si la que están ocupando ya no puede proveer a la colonia.

Para evitar que este tipo de plagas infecten las plantas sanas, debe separar las plantas infectadas tan pronto como las identifique. Debe tener un área de aislamiento donde pueda procesar las plantas infectadas sin poner en peligro las demás plantas del jardín. También puede crear una barrera física en su área de aislamiento para que al volar la plaga no salga volando de su planta cuando usted la perturbe.

2. Identificar el método adecuado para eliminar las plagas

Para las plagas que son pocas en número, puede manejarlas fácilmente seleccionándolas a mano. Si ve un saltamontes solitario en su jardín, no hay necesidad de alarmarse. Puede deshacerse fácilmente de él recogiéndolo y lanzándolo fuera de su barrera física.

Para los tipos de plagas que son demasiados para ser manejados, usted puede necesitar algunas de las soluciones que se ofrecerán más adelante. En pequeñas cantidades, puede eliminarlas usando un paño jabonoso y agua. Sin embargo, a medida que su número aumenta, es posible que tenga que rociar la solución, en lugar de aplicarla manualmente.

En el caso de plagas y enfermedades que afectan a los tejidos internos de las plantas, deberá cortar las partes infectadas antes de que se propaguen al resto de las plantas. Un ejemplo de esto sería la putrefacción causada por los mohos. Los mohos en los tejidos internos del tallo pueden extenderse a lo largo de la planta. Al cortar el área infectada, usted permitirá que la planta se recupere y que crezcan nuevas partes que perdió en la infección.

Cortar algunas partes de sus plantas de cannabis es también importante para permitir que el aire y la luz del sol lleguen a las partes bajas de las plantas. Manteniendo todas las partes de la planta aireadas y proporcionando a cada hoja acceso a la luz del sol, la planta en general se mantendrá saludable y crecerá para crear brotes.

3. Rocío a presión

Un rocío a presión es extremadamente útil para eliminar los insectos de las hojas. Para los tipos de plagas que son demasiados para recoger a mano, usted puede simplemente utilizar el rocío a presión para forzar estas plagas de sus plantas.

Usted puede obtener rociadores de presión de mano para eliminar físicamente las plagas usando sólo agua. De esta manera, podrá separar las plagas de las plantas, sin introducir ningún producto químico que pueda afectar al olor y al sabor de su producción de cannabis.

Para usar el rocío a presión de forma efectiva, localice todas las plagas que desee eliminar de la planta. Dado que el rocío a presión arrojará las plagas por todas partes, tal vez convenga aislar la planta primero, lejos de las demás plantas de cannabis, antes de pulverizarla. Esto asegurará que cualquier plaga que salte de la planta no se transfiera a sus otras plantas. Los rociadores a presión son eficaces para tratar las plagas que pueden separarse físicamente de la planta. También es eficaz para las plagas que forman colonias como los pulgones.

4. Soluciones químicas

Junto con el uso de el rocío a presión, usted podría utilizar rociadores de productos químicos orgánicos para eliminar las plagas que no se pueden eliminar a mano. Lo ideal sería que sólo utilizara esta estrategia si no tiene otra opción.

Cuando decida utilizar una solución química para sus problemas de plagas, debe tener en cuenta que es posible que el producto químico afecte tanto a la potencia como al sabor de sus productos de cannabis. Asegúrese de consultar a la comunidad cannábica de su área si existen soluciones no químicas para sus problemas de plagas.

Si usted decide seguir adelante con este método, pruebe primero las soluciones menos venenosas. Por ejemplo, una planta con un problema de pulgones no necesita necesariamente un insecticida de cadena. Su planta sobrevivirá con un jabón insecticida. Estos productos sólo se aplican en la superficie y pueden ser lavados cuando la amenaza desaparece.

También puede hacer uso de alternativas orgánicas como el extracto de aceite de árbol de neem. Sin embargo, debes usar esto con moderación porque se dice que algunas marcas de aceite de árbol de neem afectan al sabor de los brotes de cannabis.

Capítulo 8 - Cosecha De Su Producto

La última etapa de la temporada de siembra es la cosecha. En esta etapa, deberá examinar sus plantas si sus brotes están listos para su uso. La mayoría de los expertos pueden cronometrar su cosecha con sólo mirar y oler los brotes. Sin embargo, como usted es un principiante, discutiremos los diferentes factores que usted debe buscar cuando examine sus brotes de cannabis.

Cuando inspeccione sus plantas, considere qué tan bien crecen en relación con las plantas vecinas. Si una de las plantas no está creciendo lo suficientemente rápido, analice los factores que pueden haber contribuido a su crecimiento más lento. La tasa de crecimiento de una planta de cannabis también afecta a su potencia. Se espera que las plantas de más rápido crecimiento de su lote entren en su etapa de floración antes que las demás. Estas plantas tienen más tiempo para dejar que sus flores maduren, acumulando más cannabinoides en el proceso. Debe utilizar estas plantas como base para la cosecha. Es posible que incluso necesite cosechar antes a estos ejemplares de crecimiento rápido en comparación con sus homólogos de crecimiento más lento.

Cuidando la cosecha

Para saber si el lote está listo para la cosecha, es necesario comprobar algunas partes de la planta. Aquí hay algunos de ellos:

Método 1: Comprobar las estructuras capilares de los brotes

Las estructuras capilares de la yema, también llamadas pistilos, son uno de los indicadores para comprobar si la planta está lista para la cosecha. En un brote joven, los pistilos tienden a ser rectos de color verdoso o blanco amarillento. Cuando vea estos colores en los pistilos de sus capullos, tendrá que esperar unas semanas más para permitir que los capullos maduren antes de la cosecha. Esto indica que los brotes de su planta de cannabis no contienen todavía muchos cannabinoides. Además, en esta etapa tienden a ser demasiado pequeños para ser cosechados. Los brotes tienden a hacerse más grandes y más densos cuando los deja madurar.

A medida que el brote madura, las estructuras capilares se oscurecen. Algunos se ven rojos mientras que otros se ven anaranjados. No todos los pistilos madurarán al mismo tiempo. En cambio, sólo unos pocos se volverán rojos o anaranjados a la vez. Debe cosechar los brotes cuando al menos la mitad de los pistilos de los brotes se vuelvan de color rojo oscuro o naranja. En este punto, la planta debe tener suficiente cannabinoide para ser lo suficientemente potente cuando se fuma, pero no será tan fuerte como para hacer que el usuario se duerma.

Si desea inspeccionar las plantas en detalle a medida que maduran, también puede utilizar una lupa para inspeccionar la sustancia capilar de los brotes. Esto le dará una idea de cómo los pistilos cambian de color. Su conocimiento de cómo ocurre el proceso puede guiarle a la hora de evaluar los brotes en sus futuras cosechas.

Si ha recogido alguna variedad especial de cannabis, es mejor preguntar a su fuente de la variedad cómo evaluar si los brotes están listos para la cosecha. En el caso de algunas cepas, la regla general no se aplica necesariamente. Algunos híbridos de índica y sativa, por ejemplo, tienen sus pistilos blancos incluso cuando sus cogollos ya están listos para la cosecha. Para variedades especiales como esta, necesita confiar en la fuente de la variedad para que le diga las señales que indican que los cogollos están listos.

Método 2: Inspección de los tricomas

El primer método de cosecha se basa únicamente en la inspección ocular de los brotes. En el segundo método, necesitaremos usar una lupa para inspeccionar esos tricomas. Este método es más preciso cuando se trata de cosechar brotes con la cantidad adecuada de cannabinoides para ahumar o para usar como ingredientes de cocina.

Los tricomas se refieren a la estructura de la planta que se ve como tubos en la superficie de los brotes y las hojas. Algunas personas pueden referirse a estas partes como glándulas de resina porque excretan un líquido que se asemeja mucho a la savia de otras plantas.

Cuando se revisan los tricomas de una planta determinada, se debe comprobar si su forma comienza a parecerse a la de un hongo microscópico. Debe contener un tallo y una bola en la parte superior. El tallo puede ser de color verde a translúcido mientras que la bola en la parte superior debe verse translúcida con un líquido dentro de ella.

La cepa determinará el tamaño exacto del tricoma de la planta. Cuanto más pequeños sean, más difícil será para usted verlos. En el caso de algunas cepas, deberá utilizar un microscopio de mano para comprobar la madurez de los tricomas de su planta. Si tiene una cámara con lentes de alta potencia, también puede usarla para observar más de cerca estas partes de sus capullos.

Si usted ve que muchos de los tricomas están madurando, esto debería ser una señal de que su oferta está lista para la cosecha. En el caso de los tricomas maduros, las partes translúcidas empiezan a tener un aspecto lechoso. Esta consistencia lechosa indica que el cannabinoide en la planta se está acumulando, aumentando la potencia de los cogollos.

Está tratando de evitar los brotes cuyos pistilos parecen de color ceniza. Esto es un signo de un brote maduro y ya no es viable para la cosecha. Este tipo de brotes tiene un contenido extremadamente alto de cannabinoides, lo que hace que sea peligroso utilizarlos incluso sólo para fumar.

Preparar la planta para la cosecha: Descarga de agua

A veces, los tipos de nutrientes líquidos que añadimos al suelo tienden a tener un efecto en el sabor del producto final del cannabis. Esto es particularmente cierto cuando se planta al aire libre en tierra porque los nutrientes líquidos tienden a permanecer en la tierra por más tiempo en comparación con la suspensión de agua en un sistema hidropónico.

Antes de la cosecha, podemos eliminar el fuerte sabor de estos nutrientes líquidos mediante el proceso de lavado. El lavado se refiere al método de usar sólo agua para alimentar las plantas unas semanas antes de la cosecha. Lo ideal es que sólo lo haga cuando haya visto la evidencia de que los brotes están maduros y listos para la cosecha. Si lo hace demasiado pronto, el exceso de agua diluirá el contenido de cannabinoides de sus plantas y disminuirá la potencia de su cosecha.

Si los brotes están listos para la cosecha, todo lo que tiene que hacer es regar las plantas diariamente con agua pura, sin añadir los nutrientes líquidos habituales. Si utilizó la tierra del jardín como medio de crecimiento, la planta debe ser lavada por lo menos una semana antes de la cosecha. Se podrían aplicar tratamientos de lavado más cortos a las plantas en un medio hidropónico.

¿Por qué necesitamos tirar de la cadena?

La mayoría de la gente se quejará de que el lavado no hace mucho en términos de la calidad de la hierba. Los consumidores de marihuana que no son fumadores tienden a decir que no sienten la diferencia entre un brote ruborizado y uno sin rubor. Algunos dicen que incluso ese sabor no se ve afectado.

El sabor y la suavidad de la hierba se pueden determinar cuando se ahuma. La hierba ruborizada tiende a causar menos cantidad de tos en los usuarios. En un mercado de la marihuana cada vez más competitivo, la suavidad de sus cogollos puede ser la diferencia que hace que su producto sea mejor que los demás.

Ahora que sus capullos están listos para la cosecha y han sido lavados, el siguiente paso es cosechar realmente los capullos de la planta. Al cosechar los brotes, puede utilizar una herramienta de corte o retirar los brotes a mano. En realidad no importa cómo se quitan los brotes siempre y cuando se corten limpiamente. La única razón para que usted utilice realmente herramientas de corte como las cizallas es para propósitos de presentación. Si está planeando vender su producto, quiere que el corte se vea recto y limpio. Esto no afecta necesariamente a la potencia del brote. Los compradores, sin embargo, tienden a asociar los brotes de buena calidad a los que tienen un corte nodal limpio.

Si está cultivando plantas de marihuana para obtener beneficios, sus brotes también se verán bien si corta toda la parte superior de su planta que contiene todos los brotes. Si deja que sus brotes maduren, debería ver múltiples grupos de brotes en la parte superior de la planta. Algunos de ellos pueden incluso ramificarse para crear más brotes. En este caso, le será más fácil recortar y procesar los brotes si corta un pie entero por debajo del brote de la planta de marihuana.

Aparte de la eliminación de los brotes de la planta, puede que también necesite herramientas de corte para recortar el exceso de hojas de la planta de su brote. Los brotes de marihuana de alta calidad contienen pocas hojas. Las hojas que rodean los brotes tienden a tener un menor contenido de cannabinoides. Los usuarios de maceta de Avid han asociado los cogollos que vienen con muchas hojas con una baja calidad. Dado que la maceta se vende ahora principalmente por gramos o libras, el valor de los cannabinoides de una libra de brotes con hojas es significativamente menor que los que están hechos puramente de brotes. Si quiere que su producto se asocie a una maceta de buena calidad, debe recortar los brotes antes de venderlos.

Usted debe recortar las hojas de los brotes justo después de cosecharlos y antes de curarlos. Esto le facilitará la separación de las hojas del capullo porque todavía no están abrazando el capullo. Esto se conoce a menudo como recorte húmedo porque las hojas y los brotes todavía están húmedos cuando se recorta el exceso de hojas.

Este proceso también acelera el proceso de secado. Después de cosechar los brotes y recortar el exceso de hojas, deberá colgarlas para que se sequen en seco antes de curarlas. En zonas sin sol y con poca humedad, puede tardar mucho tiempo en secarse los densos cogollos. Al recortar las hojas, podrá acelerar el proceso de secado en preparación para el curado de las hojas.

Resumen del proceso para la cosecha:

1. Cortar un pie por debajo del brote más bajo

2. Póngase guantes para evitar que la resina entre en contacto con su piel (son difíciles de quitar)

3. Utilice sus manos para quitar el exceso de hojas que están separadas de los brotes

4. Utilice una tijera de corte para quitar las hojas cercanas a los brotes

5. Cuelgue los brotes para que se sequen en el tallo sobrante

Secado y curado

La hierba que se vende en las tiendas de salud ha sido procesada para preservar su potencia a largo plazo. Para convertir sus brotes cosechados en un producto digno de ser almacenado, necesita saber cómo curar sus brotes.

El curado es más que una simple técnica de prescrvación. Aquí están algunas de las razones por las que la gente cura sus brotes de marihuana:

1. Los brotes curados tienden a aumentar su potencia

2. Los capullos curados y secos tienden a causar menos tos cuando se fuma.

3. El curado evita el crecimiento de mohos y bacterias que pueden causar que el brote se descomponga

4. El proceso elimina el olor a hierba fresca del capullo que hace que algunas personas sientan náuseas al fumar.

5. Puede reducir el efecto psicoactivo de algunas cepas excesivamente potentes

6. Le da a la cosecha su aspecto arrugado y seco que la mayoría de la gente ha asociado con la hierba

7. Mejora el olor de los brotes, haciéndolos más atractivos para los posibles compradores.

Ahora que sabemos lo que el curado hace a sus brotes, vamos a discutir cómo aplicar el proceso a su planta:

1. Cuelgue los brotes cosechados y recortados al revés para dejarlos secar lentamente (5-10 días)

2. Una vez secos los brotes, sepárelos del tallo y colóquelos dentro de frascos de boca ancha.

3. En este punto, los brotes todavía contienen humedad. Debe hacer que esta humedad se evapore por sí sola. Revise los brotes todos los días si aún se mantiene húmedo.

4. Si los brotes están todavía húmedos, extiéndalos en bandejas de hornear para dejarlos secar al aire.

No intente acelerar el proceso de secado con métodos artificiales. Esto eliminará muchos de los beneficios de curar sus brotes. Algunos procesos como el calentamiento (con un microondas, por ejemplo), pueden hacer que la cosecha tenga un mal sabor y olor. Esto podría arruinar toda tu cosecha.

Si los capullos están completamente secos, el siguiente paso es mantenerlos en el frasco de masón para su curación. Este método permite que los brotes de cannabis secos se curen y al mismo tiempo evita que se descompongan. Para ello, deberá guardar los tarros de albañilería con los capullos en una habitación con una humedad del 60-65%. La falta de humedad evitará cualquier crecimiento bacteriano o de moho en el interior del tarro.

También se recomienda poner una etiqueta en los frascos de albañilería con los detalles de la cosecha. Esto le permitirá llevar un seguimiento de su proceso de curado en caso de que esté curando varios lotes de cosechas a la vez.

Después de cada semana de curación, abra cada frasco para comprobar si están húmedos. Si los brotes se sienten húmedos, esto puede significar que requerirá más tiempo para secarse. Simplemente sáquelo del frasco de Mason y déjelo secar a temperatura ambiente. Mantenga las secas en el frasco de Mason y permita que continúen curando.

El olor también debería darle pistas sobre cómo se está realizando la curación. Es común que algunos brotes en el fondo del frasco, por ejemplo, se descuiden al revisar. Incluso si se pierden algunos brotes húmedos en el fondo del frasco de Mason, todavía podrá saber si el curado está funcionando bien a través del olor. A medida que cura los brotes, debería comenzar a desarrollar el rico aroma del cannabis. Cualquier otro olor significa que las yemas de cannabis pueden estar húmedas y pueden estar interactuando con microorganismos. Un fuerte olor a amoníaco es un signo común de crecimiento bacteriano. Esto suele ocurrir cuando uno de los brotes en el frasco masón está todavía húmedo. Puede deshacer el daño aireando el brote un poco más para secarlo.

Puede continuar el proceso de comprobación de la humedad y el curado de la maleza. Después de 6 meses de mantener los brotes en un frasco de albañilería, el proceso de curación debe haber terminado. En este punto, usted debería tener ahora un producto digno de ser almacenado a largo plazo. Si desea conservar su producto durante meses, puede transferirlo a una bolsa de plástico sellada al vacío. Esto preservará sus brotes curados y limitará el crecimiento y la descomposición de las bacterias. Puede sacarlos cuando esté listo para usarlos o venderlos.

Conclusión

Gracias de nuevo por comprar este libro!

Ciertamente esperamos que este libro haya ayudado en la planificación de su jardín de marihuana.

Siendo uno de los pioneros de la industria de la producción de marihuana medicinal, usted tiene la oportunidad de ganar en grande. El siguiente paso es empezar a plantar y experimentar con diferentes variedades. Si usted puede crear su propia variedad de marihuana con mayor potencia, podrá superar a su competencia en el mercado.

Ahora que la marihuana se puede cultivar legalmente, no hay necesidad de que desperdicie dinero en cultivar marihuana en interiores. Invierta en una granja al aire libre y experimentará mejores rendimientos a bajos costos.

Gracias y buena suerte!

¡Gracias!

Antes de que se vaya, sólo quería darle las gracias por comprar mi libro.

Podría haber elegido entre docenas de otros libros sobre el mismo tema, pero se arriesgastó y elegistó este.

Por lo tanto, un ENORME agradecimiento a usted por adquirir este libro y por leerlo hasta el final.

Ahora quería pedirle un pequeño favor. **¿Podría tomarse unos minutos para dejar una reseña de este libro?**

Esta retroalimentación me ayudará a seguir escribiendo el tipo de libros que le ayudarán a obtener los resultados que desea. Así que si lo disfrutó, por favor hágamelo saber!